MEMOIRE

OÙ
L'ON DONNE UNE
IDE'E GENERALE
DE
QUELQUES MALADIES

QUI REGNENT PARTICULIEREMENT

DANS LA VILLE DE BE'SIERS;

Et que l'on appelle vulgairement *Coups de Vent.*

LEU EN 1735 A L'ACADE'MIE DES SCIENCES ET Belles-Lettres de la Ville de Béfiers.

Par M. BOUILLET, Secretaire de la mefme Académie; Docteur en Médecine de la Faculté de Montpellier, &c.

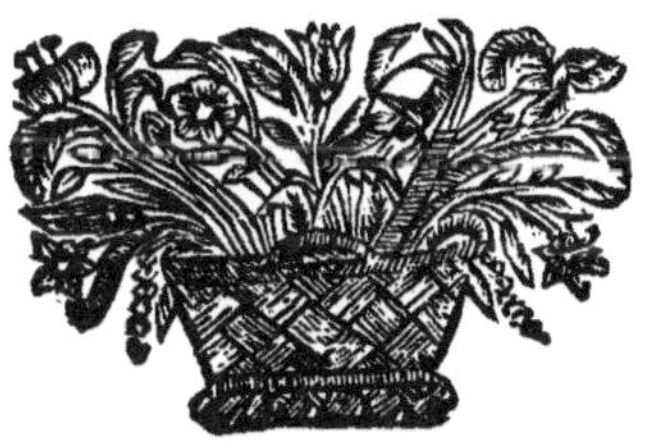

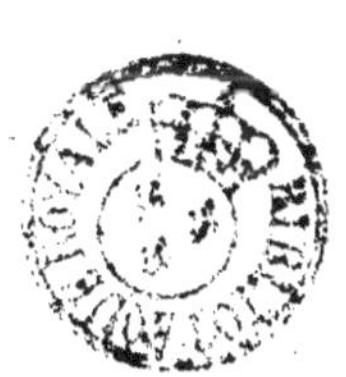

A BE'SIERS;

Chez la Veuve d'ESTIENNE BARBUT; Imprimeur du Roy & de l'Académie de cette Ville.

M. DCC. XXXVI.

IDE'E GENERALE

DE *QVELQVES MALADIES QVI*
regnent particulierement dans la Ville de Béfiers,
& que l'on appelle vulgairement COUPS DE
VENT.

IL feroit à fouhaiter qu'on euft dans chaque Contrée
une Hiftoire exacte des Maladies qui y font les
plus communes, une Hiftoire bien circonftanciée
de leur naiffance, de leurs progrès, de leurs cheûtes,
de leur enchaifnement, de leurs metamorphofes, de leurs
caufes, de leurs fymptomes, de leurs remedes : Ce feroit
un avantage très-confiderable pour les Malades, & un
grand fecours pour les Médecins qui font obligés de
les traiter. Du moins fi ceux qui nous ont precedés
dans cette Ville nous avoient laiffé quelques remar-
ques fur les Maladies qui leur ont paffé le plus fou-
vent par les mains, s'ils avoient fait quelques efforts pour
démafquer ces ennemis communs de nos Concitoyens,
s'ils nous avoient indiqué la route qu'ils ont tenuë pour
defcouvrir leurs embufches & pour s'oppofer à leurs
ravages, on marcheroit fur leurs traces, on fuivroit leurs
maximes, en un mot on profiteroit de leurs efcrits &
l'on tafcheroit mefme de perfectionner ce qu'ils n'auroient
qu'esbauché. Toutefois ne leur imputons pas leur non-
chalance : Nous avons aujourd'huy des fecours qu'ils
n'avoient pas, & ils avoient peut-eftre des raifons que

nous ignorons. Faisons nous-mesmes ce qu'ils n'ont pas
fait, observons soigneusement jusqu'aux moindres cir-
constances de chaque Maladie, donnons en une descrip-
tion exacte, assignons en les causes, & n'oublions pas le
succès heureux ou malheureux de chaque remede : C'est
ce que j'ay creu devoir entreprendre, & c'est ce que je
tascheray d'executer le mieux qu'il me sera possible avec
le secours des autres Médecins de nostre Académie.

Il est vray que pour un Ouvrage de l'espece de celui-cy,
il ne faut guere moins qu'une longue suitte d'observations,
un travail assidu, & un travail de plusieurs années. Mais
de quoy ne peut-on pas se flatter de venir à bout avec
le temps & avec le secours d'une Compagnie sçavante ?
Il ne faut que commencer, assembler des Materiaux,
jetter les premiers fondements ; après quoy l'édifice
s'élevera insensiblement & quasi de luy-mesme. Et
comme les Maladies que l'on appelle vulgairement *Coaps
de Vent*, sont celles qui regnent le plus frequemment
dans la Ville de Béfiers, & qui y font le plus de
ravage, j'ay creu devoir commencer par donner une
Idée generale de celles-là, afin d'exciter d'un costé
mes Confreres à les examiner avec plus d'attention,
& à me faire part de leurs découvertes sur ce sujet,
& de l'autre en veüe de comparer ce que je pourray
desformais observer moy-mesme à cet esgard, avec ce
que j'ay desja remarqué, & de rectifier ou d'estendre
mes premieres idées. Car je ne pretends pas qu'on
regarde cecy comme un Ouvrage auquel on ait mis
la derniere main, je ne le donne que comme un Essay,
ou comme un Canevas, sur lequel on pourra travailler
à l'advenir.

Mais avant que d'aller plus loin, on souhaitera peut-
estre de sçavoir les raisons qui nous rendent si familieres
les Maladies dont on doit parler icy. Pour moy je
n'en connois d'autres raisons que celles qui peuvent

eftre prifes de la fcituation de cette Ville ; de l'air
qu'on y refpire, des vents qui y regnent , de la qualité
des aliments dont on s'y nourrit , & du temperament
de fes Habitants. Et fi l'on veut faire reflexion que
noftre Ville eft fcituée fur une Colline affés élevée,
qu'elle a au Nord une chaifne de Montagnes , & au
midy la Mer à une fort petite diftance, que l'air qu'on
y refpire eft très-fubtil & très-rarefié, qu'il y regne
frequemment des vents tantoft froids , tantoft chauds
qui fe fuccedent affés brufquement les uns aux autres,
que les chaleurs y font grandes en certains mois de
l'année, & qu'en certains jours on eft foudain faifi
de froid lorfqu'on fe met à l'abri des rayons du Soleil,
que les aliments dont on s'y nourrit font la plufpart
chauds & de difficile digeftion , que les Vins qu'on
y boit, quoyque très-fpiritueux , ne laiffent pas de con-
tenir beaucoup de parties groffieres, que le temperament des Habitants eft vif & boüillant : Si l'on veut,
dis-je , faire toutes ces reflexoins , & les lier, pour
ainfy-dire , avec l'explication fuccinte qu'on va donner
des *Coups de Vent*, on ne fera nullement furpris que
ces Maladies nous foient fi familieres. Voyons maintenant ce que c'eft que les *Coups de Vent* , tafchons d'en
découvrir la nature , expliquons en les principaux
fymptomes, & enfeignons la maniere d'y remedier.

Les Maladies connuës icy fous le nom de *Coups
de Vent*, font en fi grand nombre, & paroiffent fous
tant de formes differentes, qu'on a bien de la peine
à les ranger toutes fous une mefme Claffe, & à les ra-
meiner à la mefme Theorie. On traite de *Coups de
Vent*, non-feulement toutes les efpeces de Catarrhes *,
de Fluxions ou de Rheûmes, les Pleurefies, les Pe-
ripneumonies, l'Efquinancie, les douleurs de Tefte ,
d'Oreïlle , celles du Col, des Reins, l'inflammation
aux Yeux, la fluxion fur les Dents, les Erefypeles,

* Quelques
uns pro-
noncent
Caterres.

les Rheumatismes ; mais encore les transports au Cerveau, les attaques d'Apoplexie, & Paralysie, les Convulsions generales ou particulieres, les mouvements Convulsifs, les Fiévres soit malignes, soit putrides simples, soit intermittentes, soit Ephemeres, la Dysenterie, la Colique, &c. A la verité on ne void pas bien d'abord la connexion qu'ont entr'elles toutes ces Maladies : On remarque seulement qu'elles sont causées quelquefois par un air froid qui surprend ceux qui ne s'y attendoient pas, par un Vent qui a saisi des gens qui sortoient d'un endroit chaud, ou qui s'estoient eschauffés à quelque exercice, ou qui avoient desja leur sang eschauffé par quelque autre cause. Mais, dira-t-on, cela suffit-il pour leur imposer à toutes le mesme nom ? Une mesme cause ne peut-elle pas produire des Maladies de different genre & de differente denomination ? Je n'ay garde de le nier. Cependant si l'on veut bien avoir égard à ce que toutes les Maladies, dont on vient de parler, ont de commun lors de leur invasion, si l'on remonte jusqu'à leur origine, & qu'on examine avec soin leur naissance, on sera moins surpris qu'on les ait ainsi comprises sous un mesme nom : On verra mesme dans la suite de ce discours, que pour le traitement de ces Maladies, il n'est pas tout-à-fait inutile de s'accommoder en cecy aux idées du Vulgaire.

Toutes les Maladies, ausquelles on donne icy le nom de *Coups de Vent*, commencent par des frissons plus ou moins sensibles, suivis d'une Fiévre plus ou moins vive. Ces frissons se renouvellent mesme les premiers jours au moindre mouvement que le Malade fasse, & ils causent à peu près la mesme sensation que feroit une eau froide qui couleroit entre cuir & chair. En mesme temps le mal de Teste survient avec la pesanteur du Corps & les autres accidents de

la Fiévre ; & si la Maladie est simple, la sueur qui ne
tarde pas long-temps à paroistre, annonce une prompte
guerison. Mais cette sueur n'est bien souvent qu'une
Crise imparfaite : Quelquefois mesme la Nature ne fait
que de vains efforts pour pousser au dehors les humeurs
qui l'accablent. Il y a plus. La mauvaise disposition,
où se trouvoit le Malade, lorsqu'il s'est exposé à un
air froid, ou à quelque Vent-coulis, entretient la Fiévre,
& par là donne occasion à differents desposts, qui
prennent differents noms selon les differentes parties
qui les reçoivent. De-là les differentes especes de
Coups de Vent.

On comprend desja que la Maladie essentielle, celle
qui doit former le genre, & à la suitte de laquelle mar-
chent toutes les autres qu'on qualifie de *Coups de Vent:*
On comprend, dis-je, que cette Maladie est une Fiévre
Catarrheuse, * & que selon la disposition du sujet
sur lequel elle agit, cette Fiévre se desveloppe & se
transforme en Pleuresie, en Péripneumonie, & en toutes
les autres Maladies, dont on a fait cy-dessus l'énu-
meration. Mais pour prendre de tout cecy des idées
plus justes, voyons de quelle maniere se forme la Fiévre
Catarrheuse, à laquelle nous jugeons que le nom de
Coup de Vent convient essentiellement ; après quoy
on n'aura pas de peine à concevoir comment se forment
toutes les autres Maladies, qui en dépendent, ou qui
se joignent avec elle, & qui par cette raison portent
le mesme nom.

Lorsque par l'exercice que l'on fait, ou par l'air chaud
qu'on respire, le sang se gonfle & accelere son mouvement, il faut que le parois des vaisseaux s'eslargissent,
que leur capacité s'augmente, que leurs pores s'ouvrent,
& que la transpiration en devienne & plus aisée & plus
abondante. De-là la chaleur, la mollesse & la moiteur
de toutes les parties du Corps. Par la raison des con-

traires, fi dans cet eftat ou s'expofe à un vent fraix,
ou qu'on refpire tout-à-coup un air trop froid, il faut
que le fang s'efpaiffiffe & s'engrumele, que fes parties
fe rapprochent les unes des autres, qu'elles perdent de
leur mouvement, que les vaiffeaux fanguins fe retrecif-
fent, que leur diametre diminuë, que les pores de leurs
tuniques fe refferrent ou fe ferment en partie, & que la
tranfpiration en foit d'autant interceptée. D'où il fuit que
le fang doit circuler avec beaucoup plus de peine qu'aupa-
ravant, que toutes les parties doivent redoubler leurs ofcillations, que les contractions du Cœur doivent eftre plus
frequentes, les pulfations des arteres plus viftes & plus
ferrées, & que la Fiévre doit fe manifefter. Il fuit auffy
que les arteres capillaires, celles furtout de l'habitude
du corps, doivent d'abord recevoir moins de fang &
un fang moins animé ; ce qui donnera occafion à la
pefanteur du Corps, aux friffons, & à l'épanchement
d'une ferofité froide entre cuir & chair.

De la circulation ralentie & de l'effort que fait le
fang pouffé continuellement par le Cœur pour paffer
par ~~travers~~ les arteres capillaires du Cerveau, viennent en
mefme temps la douleur de Tefte, l'infomnie ou l'affou-
piffement, & les autres préludes de la Fiévre.

Cependant les frequentes contractions du Cœur, les
ofcillations redoublées de toutes les parties, les remedes
efchauffants qu'on applique exterieurement ou qu'on
prend interieurement, forcent bien-toft le fang à paffer
dans ~~travers~~ les vaiffeaux retrecis. Ces vaiffeaux font auffy
de leur cofté de violents efforts, ils battent, ils foüet-
tent les liqueurs ralenties & les repouffent vers le Cœur.
Le fang fe gonfle de nouveau, fes parties reprennent
du mouvement, la chaleur revient, la tranfpiration, qui
avoit efté arreftée, & qui s'eftoit accumulée dans le fang,
fort abondamment par les vaiffeaux excretoires de la
peau, les ferofités coulent des glandes du nés, *et du palais*
ou de
la

la trachée artere & des bronches, l'esternuement suit ou précede cet escoulement, la toux s'éleve, l'hemorrhagie survient, il coule de la sanie par les oreilles, &c. & la Fiévre cesse incontinent, ou n'est pas long-temps à disparoistre.

Telle est la maniere dont se forme & se termine ordinairement la Fiévre Catarrheuse simple. La maniere dont les autres Maladies se joignent & se compliquent avec elle, ne sera pas à present fort difficile à comprendre. Il n'y a qu'à se representer d'un costé, qu'au milieu de ce mouvement déreglé, dont je viens de parler, pendant ces efforts, ces combats, cette lutte reciproque des parties solides & fluides, il s'amasse du sang en trop grande quantité dans quelque endroit du corps, qu'il y sejourne trop long-tems, qu'il entre dans les vaisseaux lymphatiques, & l'on concevra aisément que dans la Fiévre Catarrheuse il doit arriver souvent des inflammations, qui donneront la naissance & le nom à différentes Maladies. En effet ce sera une Eresypele, si l'inflammation attaque l'habitude du Corps ou quelque partie exterieure, une Pleuresie, une Peripneumonie, si l'inflammation a son siége dans l'interieur de la Poitrine, une Esquinancie, si c'est dans les muscles du larynx & du pharynx, une Ophthalmie, si les yeux sont enflammés, une Phrenesie, une Apoplexie, des Convulsions, si c'est le Cerveau qui se trouve pris. Tout cela s'applique aussy aux Rheumatismes, à la Colique, &c.

De l'autre costé, s'il se trouve quelque amas de mauvaises humeurs dans le Corps, ou que la transpiration arrestée s'allie avec les humeurs digestives & les altere à un certain point: Disons mieux, s'il arrive par quelque cause que ce soit, qu'en mesme temps, il se repande dans tous les vaisseaux un chyle aigre & grossier, il faut que la Fiévre Catarrheuse dégénére

tantoſt en Fiévre intermittente, tantoſt en Fiévre ſimplement putride, tantoſt en Fiévre maligne, tantoſt en
Dyſenterie, &c.

D'où l'on void, que quoyque les *Coups de Vent*
ſoient de leur nature ſimplement *inflammatoires*, il arrive neantmoins par accident qu'ils ſont le plus ſouvent
du genre des Maladies *inflammatoires* & *putrides* tout
enſemble.

On me diſpenſera ſans doute d'expliquer en détail
les ſymptomes de toutes les Maladies qui s'aſſocient
avec la Fiévre Catarrheuſe ou qui lui ſuccedent ; cela
demanderoit un ample Traité de Médecine, à quoy
on ne viſe pas maintenant. Il ſeroit plus naturel, ce
ſemble, de faire connoiſtre les differentes eſpeces de
Catarrhes proprement dits, d'en expliquer les ſymptomes, de rechercher meſme d'où vient que ces Maladies ſe monſtrent ordinairement vers les Equinoxes,
& qu'en certaines années elles ſont ſi communes &
ſi dangereuſes ; mais tout cela ſera mieux à ſa place
dans l'*Hiſtoire generale des Maladies*, que j'eſpere donner
un jour au Public, & dont on verra bien-toſt le Plan.
Je n'ay pretendu enviſager mon objet que d'une maniere generale, & par cette meſme raiſon je n'adjouſ-
teray icy que quelques mots ſur le Prognoſtic des
Coups de Vent, ſur les précautions que l'on doit prendre pour les éviter, & ſur les moyens les plus efficaces
pour s'en délivrer lorſqu'on en eſt attaqué ; après
toutefois avoir fait remarquer qu'on ne donne à toutes
ces differentes Maladies le nom de *Coups de Vent*, que
lorſqu'elles reconnoiſſent pour cauſe antecedente un
air froid, ou un vent qui pénétre & qui ſaiſit inopi-
nement : Car une Pleureſie, par exemple, une Fiévre
intermittente, une Dyſenterie, &c. qui ſeroient pro-
duites par des boiſſons glacées, ou par des fruits aigres
& précoces, ne ſont pas des Maladies auſquelles le

nom de *Coup de Vent* convienne ; & c'eſt à quoy il importe de prendre garde dans la Pratique.

Il eſt clair, & on l'entend preſque ſans que je le le diſe, que toutes les Maladies que j'ay deſignées par le nom de *Coups de Vent*, ſont plus ou moins dangereuſes, plus ou moins meurtrieres, ſelon que la cauſe évidente ou exterieure qui leur donne occaſion, agit avec plus ou moins de violence, & ſelon la diſpoſition plus ou moins mauvaiſe qu'elle rencontre en ceux ſur qui elle exerce ſon action : On entend, dis-je, que la Fiévre Catarrheuſe ſimple, par exemple, n'eſt pas d'ordinaire à craindre, à moins qu'elle ne ſoit *Epidemique*, & qu'à la cauſe évidente il ne ſe joigne quelque choſe de caché qui rende cette Maladie meurtriere, comme il arriva icy * & dans tout le Royaume en 1733, & dans les ſiécles precedents : On entend auſſy que lorſque cette Fiévre eſt compliquée, il y a à eſſuyer tout le danger des autres Maladies qui ſe ſont deſveloppées avec elle ; & que ce danger doit eſtre plus ou moins grand ſelon le caractere de ces Maladies & la nature des ſymptomes dont elles ſont accompagnées. Des exemples mettroient cecy dans un plus grand jour : mais je les reſerve pour l'Ouvrage qui a eſté desja annoncé. Il me ſuffira d'adjouſter que dans les *Coups de Vent* compliqués, qui regnerent icy le Printemps paſſé *, tous ceux qui furent bien vuidés d'abord & qui ſuerent copieuſement, ſe tirerent d'affaire, & que ceux qu'on vuida trop tard, & qui ne ſuerent pas, moururent preſque tous. Ce qui confirme encore que les *Coups de Vent* ſont pour l'ordinaire des Maladies *mixtes*, des Maladies *putrido-inflammatoires*.

A l'égard des précautions que l'on doit prendre pour ſe preſerver des *Coups de Vent*, en voicy quelques-unes que j'ay creu devoir joindre à celles qui ſont desja connuës de tout le monde, & qu'un long uſage a autho-

* Ce ſujet a eſté traité par M. Cros. V. l'*Avant-propos du Recueil de noſtre Académie.*

* 1735.

riſées [a]. Premierement on obſervera ſur tout. pendant
que ces Maladies regnent, de ne faire aucun excés dans
le boire ou dans le manger. 2°. On ne mangera auſſy
rien d'indigeſte, rien qui puiſſe rendre le chyle aigre &
groſſier. 3°. On prendra garde de ne pas s'eſchauffer le
ſang par aucun exercice violent. 4°. Si l'on a manqué à
quelqu'une des précautions connuës, ou de celles qu'on
vient de rapporter, on prendra d'abord les remedes con-
venables pour remettre en regle le mouvement de nos
parties ſolides & fluides, pour vuider, s'il eſt beſoin,
les premieres voyes, pour pouſſer par la tranſpiration ;
& on n'attendra pas que le mal qu'on couve desja,
s'explique & ſe deſveloppe de luy-même ou à la pre-
miere impreſſion de l'air. La raiſon de tous ces precep-
tes n'eſt pas difficile à deviner. Paſſons à la maniere de
traiter les *Coups de Vent.*

Lorſque la Fiévre Catarrheuſe eſt ſimple, il ſuffit pour
l'ordinaire de ſe tenir chaudement pour provoquer, s'il
eſt poſſible, la ſueur, & de boire à grands traits de
quelque Ptiſane adouciſſante pour humecter & delayer
le ſang & pour aſſouplir les fibres nerveuſes. Le Thé,
le Capillaire, la Bourrache, le Tuſſilage, le Pied de
Chat, la petite Sauge, les fleurs de Coquelicot, de
Mauve, de Violette, tous ces Simples peuvent eſtre
employés ou en infuſion ou en decoction, à quoy
l'on adjouſtera ou des Confections cardiaques, ou
des Syrops adouciſſants, ou des Poudres abſorbantes
ſelon les veûës qu'on aura ou d'animer un peu le

[a] On ſçait, par exemple, qu'en Hyver ou lorſqu'il fait froid, avant
que de ſortir d'une maiſon où l'on s'eſt fort chauffé, il faut paſſer d'une
chambre dans une autre pour ſe refroidir inſenſiblement, ou qu'il faut ſe
bien couvrir, & mettre meſme quelque choſe devant la bouche lorſqu'on
eſt obligé de s'expoſer bruſquement au grand air. On ſçait auſſy qu'après
avoir parlé en Public ou après s'eſtre eſchauffé à quelque autre exercice,
il faut ſe repoſer un peu & boire du vin pur ou du Caffé, &c. On ſcait
encore qu'au Printemps il ne faut pas quitter trop-toſt les habits d'hyver,
& qu'en Automne il faut ſe haſter de les reprendre, &c.

fang & de réveiller les oscillations des vaisseaux ,
ou de reprimer le trop grand mouvement des humeurs
& des parties solides. Tous ces remedes agiront encore
plus efficacement, si l'on a soin de desemplir en mesme
temps les vaisseaux par une ou plusieurs saignées selon
que le mal de Teste , l'oppression de Poitrine, la
Toux, ou la violence de la Fiévre pourront l'exiger.

L'orage estant passé, & le malade estant un peu plus
tranquile, ce qui arrive ordinairement en 20, 30, ou
40 heures, on taschera de remedier aux suittes de cette
Maladie en suivant les indications que la Nature offrira,
& qu'il seroit trop long de détailler icy.

Ce qu'on vient de dire de la maniere de traiter la
Fiévre Catarrheuse simple , peut servir de regle pour
traiter dès le commencement toutes les espéces de *Coups
de Vent.* Mais le soin principal du Médecin doit estre
de voir d'abord si la Maladie est veritablement simple,
ou si avec la Fiévre Catarrheuse il s'est desveloppé quelqu'autre Maladie ; ce qu'il n'aura pas de peine à recon-
noistre , si d'un costé il examine soigneusement l'estat
du Malade, & de l'autre, s'il pese attentivement tout
ce qui a précedé la Maladie , ou ce qui peut luy avoir
donné occasion. Il doit aussy examiner meûrement
si la Fiévre, qui accompagne le *Coup de Vent ,* est
simplement *inflammatoire,* ou entretenuë principalement
par un amas de pourriture, ou si cette Fiévre est tout
à la fois & *putride* & *inflammatoire.* Dans le premier
cas, il ne doit espargner ny les Saignées , ny les
Humectants : Dans le second il se tournera principalement du costé des Evacuants & des legers Cardiaques:
Dans le troisiesme enfin , il aura égard aux symptomes
les plus pressants , & il taschera de combiner tous les
remedes dont on vient de parler, de la maniere la plus
convenable à l'estat du Malade.

Je n'entreray pas dans un plus grand detail , d'autant plus que cela seroit icy hors de sa place. Mais je ne dois pas taire deux Observations très-importantes pour la Pratique, & que j'ay souvent verifiées.

En premier lieu, il est très-rare, ou, pour mieux dire, on n'observe presque jamais dans ce Pays-cy, que les *Coups de Vent* tant soit peu considerables, soient simplement *inflammatoires*, & si de bonne heure on n'a pas égard aux matieres contenuës dans les premieres voyes, & qui sont très-souvent *vermineuses*, on risque de laisser empirer le mal, & de voir consommer l'inflammation & l'engorgement dans quelqu'un des principaux *Visceres*; après quoy tous les remedes deviennent infructueux, & le Malade succombe infailliblement.

En second lieu, rien ne prouve mieux la presence des matieres corrompuës dans les premieres voyes, tant dans les *Coups de Vent* simples, que dans ceux qui sont compliqués, que la couleur blanche de la langue, & le peu de secours qu'on retire quelquefois, dans le premier periode de la Maladie, des Saignées, des Delayans, des Adoucissants & des Calmants. Alors, si rien ne s'y oppose d'ailleurs, il ne faut pas hésiter à vuider par en haut ou par embas, il faut oster à la Fiévre son aliment, & l'on verra bien-tost disparoistre les symptomes les plus effrayants, on verra le calme succeder à la tempeste, & la tristesse & les pleurs faire incessamment place à la joye la plus parfaite.

F I N.